BEITRÄGE ZUR PHILOSOPHIE

Neue Folge

AF833908

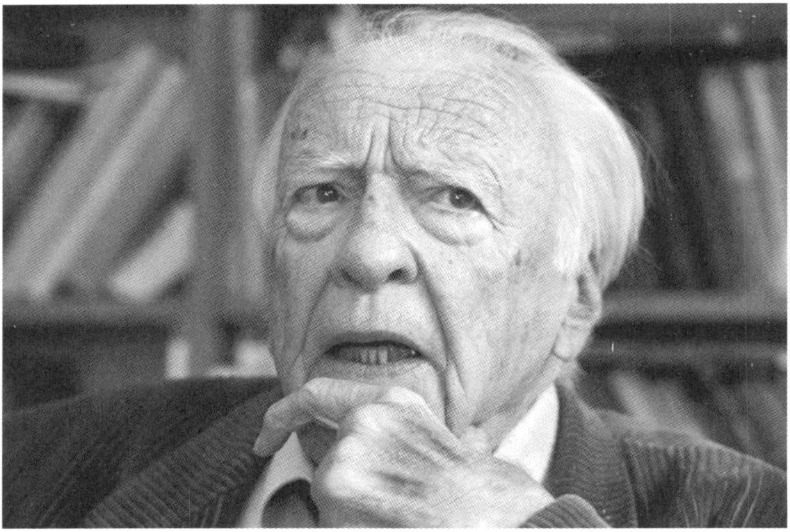

HANS-GEORG GADAMER

SCHMERZ

Einschätzungen
aus medizinischer, philosophischer
und therapeutischer Sicht

Mit einem Vorwort
von MARCUS SCHILTENWOLF
und einem Nachwort
von HERMANN LANG

Textredaktion
ANDREAS BARTH

2., unveränderte Auflage

Universitätsverlag
WINTER
Heidelberg

Bibliografische Information Der Deutschen Bibliothek
Die Deutsche Bibliothek verzeichnet diese Publikation in der Deutschen Nationalbibliografie; detaillierte bibliografische Daten sind im Internet über *http://dnb.ddb.de* abrufbar.

UMSCHLAGPHOTO
© Philipp Rothe, Heidelberg

ISBN 978-3-8253-1600-6

Dieses Werk einschließlich aller seiner Teile ist urheberrechtlich geschützt. Jede Verwertung außerhalb der engen Grenzen des Urheberrechtsgesetzes ist ohne Zustimmung des Verlages unzulässig und strafbar. Das gilt insbesondere für Vervielfältigungen, Übersetzungen, Mikroverfilmungen und die Einspeicherung und Verarbeitung in elektronischen Systemen.

© 2003, 2010 Universitätsverlag Winter GmbH Heidelberg
Imprimé en Allemagne · Printed in Germany
Druck: Memminger MedienCentrum, 87700 Memmingen

Gedruckt auf umweltfreundlichem, chlorfrei gebleichtem und alterungsbeständigem Papier

Den Verlag erreichen Sie im Internet unter:
www.winter-verlag-hd.de

Editorische Notiz

Der Vortrag zum Thema „Schmerzen“, den der 100jährige Hans-Georg Gadamer anläßlich des von der Orthopädischen Universitätsklinik Heidelberg am 11. November 2000 organisierten Symposions hielt, war der letzte öffentliche Auftritt des großen Heidelberger Philosophen. In ihm formulierte Gadamer eine für das medizinische Kollegium ungeheure Provokation, indem er den Schmerz als eine lebenslange Aufgabe beschrieb, die, weit entfernt ein Makel oder gar Deformation des leidenden Individuums zu sein, sich vielmehr dem strukturell annähert, was Gadamer zeitlebens beschäftigt hat: der Hermeneutik. Der Akt des Verstehens prägt auch das anschließende Gespräch zwischen Gadamer und dem Fachpublikum, in dem sich beide Seiten zögernd aufeinander zu bewegen. Das vorliegende Bändchen trägt dem in zweierlei Hinsicht Rechnung: Es gibt die freie, lebendige Rede Gadamers möglichst unverstellt wieder und versucht so, dem Leser einen Eindruck des äußerst energievollen Vortrags Gadamers zu vermitteln und es kontrastiert die Äußerungen des Philosophen mit Überlegungen zum Phänomen „Schmerz“ aus medizinischer und therapeutischer Sicht. Hierzu haben Marcus Schiltenwolf, Professor an der Orthopädischen Universitätsklinik Heidelberg, ein Vorwort aus genuin medizinischer, und der Gadamer-Schüler Hermann Lang ein Nachwort aus genuin therapeutischer Sicht verfaßt.

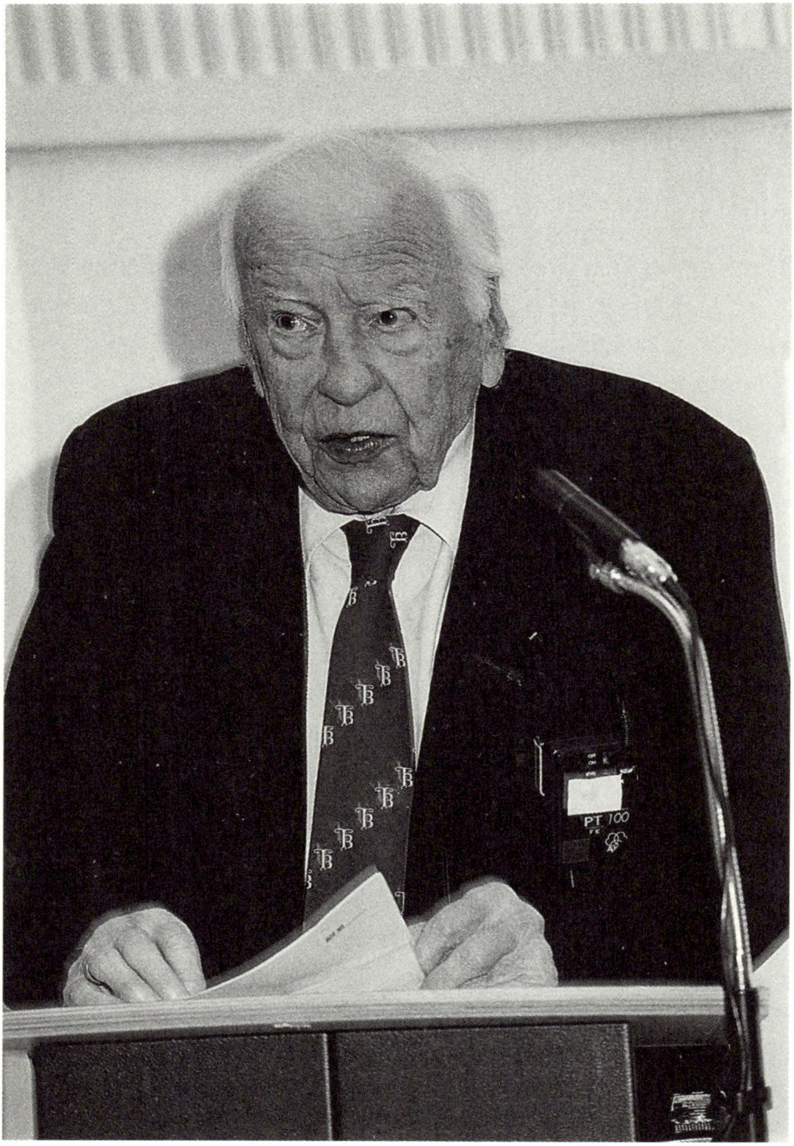

Dem Andenken Hans-Georg Gadamers gewidmet

Inhaltsverzeichnis

Vorwort

Ein großer Teil der Patienten, die täglich einen Arzt (zum Beispiel für Orthopädie) aufsuchen, leidet unter Rückenschmerzen. Rückenschmerzen zählen zu den häufigsten Schmerzen moderner nachindustrieller Gesellschaften und sind in Deutschland der häufigste Grund vorzeitiger Berentung. Rückenschmerzen sind teuer, bis zu 20 Milliarden Euro werden in Deutschland jährlich für Diagnostik, Therapie sowie Folgekosten aus Arbeitsunfähigkeit und Rentenzahlungen aufgewandt.

Die diagnostischen und therapeutischen Modalitäten haben in den letzten Jahren einen deutlichen Wandel durchlaufen, sowohl die medizintheoretischen Grundlagenfächer wie Anatomie und Physiologie als auch die Beobachtungen der klinisch tätigen Ärzte und Psychologen haben das Wissen und das Verständnis um die Behandlung vom Hexenschuß, vom Rücken- und Kreuzschmerz, vom Bandscheibenschaden oder von „Ischias" vorangebracht.

Der Zugewinn wissenschaftlicher Erkenntnisse der Medizin erfordert regelmäßige Mitteilung, um Wissen zu verbreiten, um möglichst viele Patienten an den Fortschritten teilhaben zu lassen. Podien solcher Mitteilungen sind neben den Druckmedien vor allem Symposien und Kongresse.

Am 11. November 2000 fand an der Orthopädischen Universitätsklinik Heidelberg ein Kongreß zum Thema: „Der

Zugang zum orthopädischen Schmerzpatienten“ statt. Der Kongreß richtete sich an klinisch tätige Ärzte und Psychologen, die sich über Grundlagen der Rückenschmerztherapie aber auch über Probleme zwischen Arzt und Patient fortbilden wollten. Schon ein Jahr zuvor wurde das Programm geplant und verworfen und erneut zusammengestellt, um den verschiedenen Dimensionen der Fragestellung gerecht zu werden. Schließlich waren Beiträge zur Epidemiologie, zu Modellen der zellulären Chronifizierung und des chronischen Muskelschmerzes, zu immunologischen Anpassungsvorgängen bei chronischem Ischiasschmerz von Seiten der Grundlagenforschung berücksichtigt; die klinische Medizin sollte zu Möglichkeiten sogenannter integrativer Behandlung, das heißt zu Behandlungsmodellen mit körperbezogenen und psychologischen Anteilen Stellung beziehen, sollte über Beziehungsprobleme zwischen Arzt und Rückenschmerzpatient aufklären und den Stellenwert von medikamentöser, manueller und interventioneller (das heißt mit Hilfe von Spritzen) Behandlung im Spiegel des aktuellen Fachwissens aufklären.

Ich erinnere mich gut, daß ich im November 1999 an meinem Schreibtisch saß, das fertige Programm in Händen und mein Blick über die seit einigen Monaten dort liegende Biographie Hans-Georg Gadamers von Jean Grondin streifte. Als dieses Buch zu Beginn 1999 in Heidelberg vorgestellt worden war, hieß es, Herr Gadamer habe zwar seine Gegenwart zugesichert, könne nun aber aus gesundheitlichen Gründen nicht kommen, er leide unter „Ischias“. Ich weiß nicht mehr, unter welcher Eingebung ich eine Verbindung zwischen dem anstehenden Rückenschmerzkongreß und Hans-Georg Gadamer herstellte, mein am Buch angehefteter Blick ließ mich jedoch nicht mehr los. Ich war überzeugt, daß nicht nur naturwissenschaftliche und medizinische Forschung über den Rücken aufklären sollte, nein, einer wie Gadamer, dem das Denken und die Auseinandersetzung mit dem Menschsein bis ins höchste Alter Beruf und Berufung gewesen waren und noch immer waren, sollte aus neutraler Position das Treiben der Medizin kommentieren und: dies auch noch als Betroffener mit Fug und Recht tun dürfen.

Warum ein Philosoph unter sonst ausschließlich medizinischen Beiträgen? Medizinische Forschung – experimentell im Labor der theoretischen Grundlagenfächer wie Anatomie und Physiologie, klinisch durch Beobachtung von Patienten durch Ärzte und Psychologen – hat in letzten Jahren einen fast unüberschaubaren Zugewinn an Wissen über Schmerzentstehung und Schmerzverarbeitung erbracht. Hierdurch konnte die medikamentöse Therapie verfeinert werden, die Möglichkeiten operativer Behandlungen nahmen für bestimmte Schmerzerkrankungen zu, es wurden aber auch Erkenntnisse über nicht oder wenig erfolgreiche Behandlungsverfahren gewonnen. Vieles, was gestern noch gut und billig war, ist heute als nicht hilfreich verworfen. Der Übergang von frischen zu anhaltenden Schmerzen, die Chronifizierung, wurde vielfach untersucht, so daß heute eine häufige Aussage wie: „Eigentlich kann ich mit Schmerzen gut umgehen, doch die Schmerzen, mit denen ich jetzt zu kämpfen habe, sind zu viel für mich – jetzt geht gar nichts mehr!“ wissenschaftlich ergründet und gedeutet werden kann.

Dennoch ist Schmerz als Krankheit bei weitem nicht besiegt, ganz im Gegenteil: manche Schmerzen nehmen trotz aller medizinischer Bemühungen zu, man hat fast den Eindruck, gewisse gesellschaftliche Bedingungen fördern das Auftreten und die Häufigkeit von Schmerzen, zu nennen wären zum Beispiel die zunehmende Mechanisierung des Alltags, aber auch Hektik, Zeitdruck und die Vernachlässigung von körperlichen Bedürfnissen der Bewegung und der Entspannung. Unabhängig vom Wettlauf zwischen Alltagsbedingungen und medizinischen

Möglichkeiten rückt im täglichen Kontakt mit Patienten der Patient mit seinen individuellen Bedürfnissen immer wieder in den Brennpunkt des therapeutischen Interesses, wenn es darum geht, chronische Schmerzen durch einen hoffentlich erfolgreichen Behandlungsplan zu lindern.

Denn allen medizinischen Erkenntnissen und Bemühungen zum Trotz, das Zentrum des Schmerzes bleibt der Betroffene, der Patient. Es gibt wenig Anhalt sicher sein zu können, daß Schmerzbehandlung über den Patienten hinweg, quasi als mechanische Handlung am defekten Objekt, erfolgreich sein könnte. Der Patient muß als Subjekt erreicht werden, Verständnis muß geweckt werden für die Therapie, egal ob für medikamentöse oder operative, physikalische oder psychologische Maßnahmen. Nur Verständnis wird den Patienten zu einem Mitspieler in der Therapie der eigenen Schmerzen führen können. Und dieses Mitspielen ist wesentliche Grundlage, um Behandlungsprozesse einleiten zu können.

Ich schlug das Telefonbuch auf, wählte und hatte Verbindung. Noch nie hatte ich zuvor zu Hans-Georg Gadamer persönlichen Kontakt gehabt, doch es ergab sich ohne Plan und Eifer ein fast einstündiges Gespräch, über Schmerz, Schmerztherapie, Wissen und Mythen, Sinniges und Unsinniges. Unsinnig sei zum Beispiel die Kolportage gewesen, er habe wegen „Ischias" bei der Vorstellung seiner Biographie nicht zugegen sei können – nein, es sei nicht sein Buch gewesen, was also habe er da zu tun gehabt. Gadamer sprach über seine Kinderlähmung, seine Genesung und daß er nun im hohen Alter merke, daß er diese schwere Krankheit überstanden habe. Ja, das Thema interessiere ihn, doch er wolle noch nicht zusagen, schließlich befürchte er, im Jahr 2000 von nicht enden wollenden Feierlichkeiten zu seinem Jubiläum in Anspruch genommen zu werden.

Mit einer vagen Zusage wurde das Kongreßprogramm gedruckt. Ich spürte Gadamers Wunsch, seinen Beitrag zu leisten und nicht absagen zu wollen, wie auch die Grenzen seiner Kraft angesichts der Verpflichtungen, die sein 100. Geburtstag ihm auferlegten. Und doch: Fünf Minuten vor Beginn der Nachmittagssitzung nahm Gadamer im Hörsaal der Orthopädischen Universitätsklinik in Heidelberg-Schlierbach Platz und verfolgt zunächst die vor ihm angesetzten Referate.

Die naturwissenschaftlichen, ärztlichen und psychologischen Forscher waren sich in ihren Beiträgen einig: Schmerz soll nicht chronifizieren, da der Körper durch Schmerz sensibilisiert wird und es zu Anpassungsvorgängen kommt, die den Schmerzpatienten verändern. Alles, was die Heilkunst zu bieten hat, soll aufgewandt werden, um den Chronifizierungsprozessen körperlicher und psychischer Genese entgegen zu wirken, da es eine Heilung aus sich selbst nicht gebe.

Gadamer sprach zunächst leise, dann immer kräftiger, von Anbeginn entschieden. Nein, Schmerz sei keine Frage nach der besten Medizin, sondern eine Frage an den Betroffenen selbst. Gadamer hat ein wichtiges Paradigma formuliert, indem er den Schmerz zur Aufgabe erklärte. Gadamer hat in einem Kreis von Therapieüberzeugten, deren ärztliche Ethik zwar vorschreibt: „Alles, nur nicht schaden!“, die aber dennoch die Heil- und Hilfsverpflichtung spüren und leben, eine ungeheuere Provokation ausgesprochen: Nein, keine Medizin, sondern die Aufgabe im Schmerz lösen lernen. Der Betroffene ist selbst der Protagonist der Heilung.

Nun hat Gadamer offen gelassen, wieviel Arzt und Medizin sein dürfen, wo die Trennlinie zwischen noch wichtig und schon zu viel zu ziehen ist, doch dies war ja auch nicht seine Aufgabe als Philosoph unter Naturwissenschaftlern, Ärzten und

Psychologen. Er hat den Therapeuten aber den Platz neu zugewiesen, nicht über dem Patienten, sondern neben ihm, da wo es gelingen mag, den Patient zu einer Therapie mit ihm zu erreichen, wo es möglich sein kann, das Prozessuale der Schmerzchronifizierung durch gegenläufige Lernprozesse neu zu polen. Der Patient darf also durch Medizin nicht instrumentalisiert werden, sondern er wird und bleibt Subjekt einer Entwicklung – einer Entwicklung seiner Schmerzbetroffenheit. Für das Verständnis dieser Entwicklung mag der Patient medizinische Hilfe benötigen.

Vielleicht ohne es zu wissen, hat der Geisteswissenschaftler die medizinischen und psychologischen Erkenntnisse paraphrasiert, daß nur der verständige Patient motiviert ist zur Therapie, bereit ist zur Medikamentenwirkung auch Nebenwirkungen hinzunehmen und Geduld und Ausdauer aufbringen kann: Dieser Patient hat die Therapie zu seiner selbstbestimmten und selbstverantworteten Therapie erklärt, weil er in der Therapie nicht entmündigt wurde. Es wird ihm somit ermöglicht, in der Behandlung von Schmerzen auch seine eigene Aufgabe wahrzunehmen. Letztendlich kann die Lösung dieser Aufgabe in die Loslösung und Überwindung der Therapiebedürftigkeit münden.

Gadamer konnte aus eigener schmerzhafter Lebenserfahrung berichten, es handelte sich also nicht um abstrakte Betrachtungen eines Denkers. So war es ihm nicht schwer, nach seinem Vortrag die vielen Fragen der Schmerztherapie-Spezialisten zu beantworten. Der Philosoph hat keinen weiteren medizinischen Beitrag geleistet, sondern erläutert, wie Patient, Arzt und Medizin zueinander stehen und Beziehung aufnehmen, weil er es aus eigener Anschauung und Erfahrung so einschätzen konnte.

Als Arzt kann ich beruhigt sein, ich gehe nicht davon aus, daß Gadamer das Recht auf Therapie aushebelte, sondern er hat dem Therapeutischen – sowohl auf der Seite der Geber, der Ärzte und Therapeuten, wie auch auf der Seite der Nehmer, der Patienten, den Platz zugewiesen, wo es dem Arzt nicht nur zugestanden, sondern abverlangt wird, sich zu begrenzen. Nämlich dort, wo die Aufgabe des Patienten beginnt.

Besonders erfreut hat mich, als Gadamer später einwilligte, sein Referat zu redigieren und zu publizieren. Der fertige Text erreichte ihn nicht mehr.

Bedanken möchte ich mich beim Universitätsverlag Winter und seinem Verlagsleiter Dr. Andreas Barth, die ihrerseits die Aufgabe wahrnahmen, aus der Rede eine Schreibe zu machen; zuvor hatte es Frau Ingeborg Weymann ermöglicht, die Bandmitschnitte in geschriebenen Text zu bringen.

Marcus Schiltenwolf, Heidelberg im Mai 2002

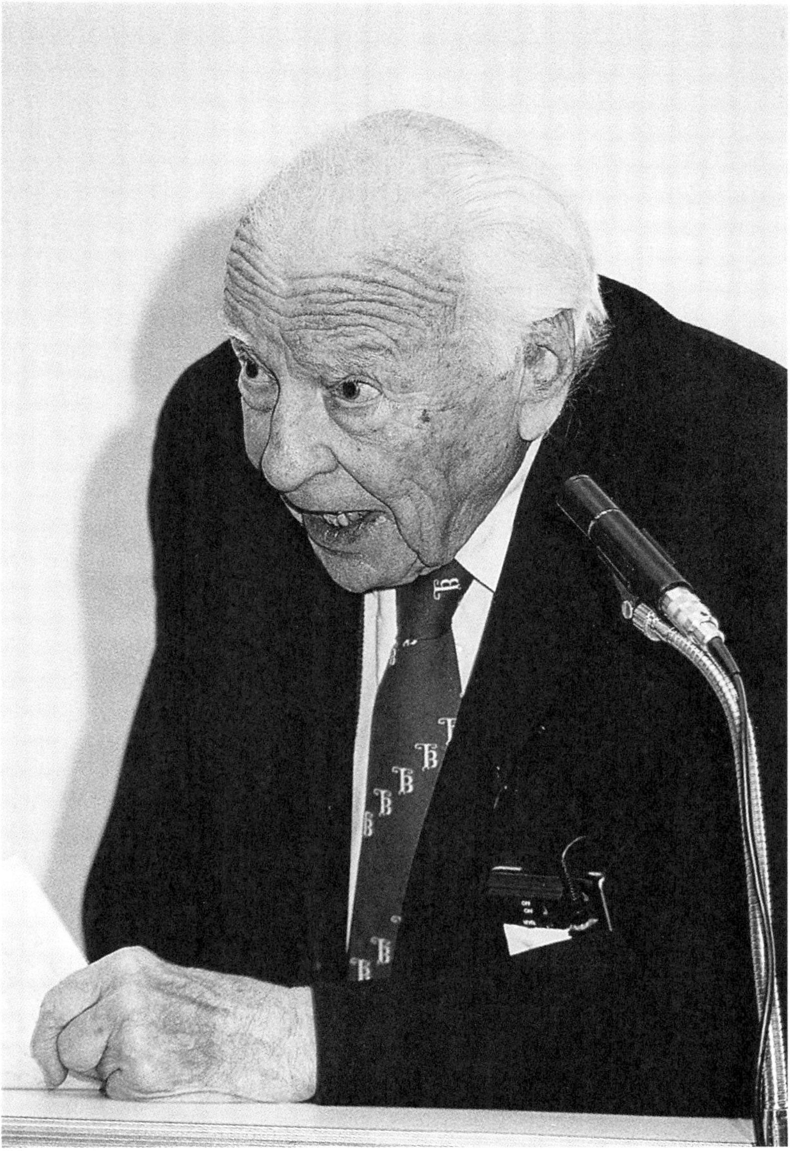

HANS-GEORG GADAMER

SCHMERZ

EINSCHÄTZUNGEN EINES PHILOSOPHEN

Den Vorträgen habe ich mit großem Interesse zugehört. Ich wußte natürlich nicht ganz genau, in welcher Rolle ich mich hier befinde. Soll ich von meinem Leben mit Schmerzen erzählen, das ich so tapfer in die Länge gezogen habe, oder wird von mir erwartet, daß ich ein paar grundsätzliche Überlegungen darüber zu sagen habe, was Schmerzen in dem Zeitalter der Technik, in dem wir leben, zu lernen aufgeben.

Nun, ich beginne mit dem Grundsätzlichen, das ich – zu meiner großen Befriedigung – in den mir vorangegangenen Vorträgen wahrgenommen habe und das damit zu tun hat, daß frei gesprochen wurde. Ich halte allgemein nicht viel davon, daß man alles vorbereitet hat und vorliest. Eine der traurigsten Atavismen des akademischen Lebens besteht in meinen Augen in der Vorlesung. Das ist doch geradezu unglaublich. Das gibt es doch gar nicht! Eine Vorlesung! Erreicht man durch eine Vorlesung, daß der andere wirklich versteht? Natürlich habe ich auch immer so ein Zettelchen dabei, es gehört sich ja auch, daß es irgendwie vorbereitet wirkt; - aber in Wahrheit versuche ich mit dem Auditorium, zu dem ich spreche, ein Gespräch zu führen; ein Gespräch, das niemals daraus bestehen kann, daß einer aus der Mitte heraus zu den anderen spricht. Nachher, nach dem Abschluß meines kleinen Beitrages, gibt es selbstverständlich auch die wirkliche Diskussion, die uns über die Grenzen des eigenen Horizonts hinaus Belehrungen empfangen läßt. Deswegen ist jedes Gespräch so kostbar, weil es in uns das Wissen um die eigenen Grenzen weckt.

Um zu wissen, was Schmerz ist, ist es vielleicht sinnvoll, zu fragen, wann wir zum ersten Mal bewußt Schmerzen wahrnehmen. Was ist z.B. der erste Geburtsschrei? Ein Ausdruck des Schmerzes? Weiß man so etwas? Kann man so etwas wissen? Ich weiß es nicht. Es ist sicherlich ein eigentümliches, sozusagen nicht ohne Energie geleistetes Reagieren auf diese unglaubliche, unvorstellbare Veränderung der Welt, die den ersten Geburtsschrei provoziert; ein Hinweis, daß das Leben damit beginnt, mit diesem Schrei, mit dieser Energieexplosion, in der gerade auch Befremdungen wie Schmerzen eine Rolle spielen. Schon hier empfinde ich, wie im Geburtsschrei ein erster Hinweis auf das Gespräch ist, mit diesem anderen, den man noch nie gesehen hat, der eigenen Mutter oder dem Arzt. Schon in dieser allerersten Situation stoßen wir auf interessante Fragen.

Man kann gewiß die Rolle der heutigen Medizin kaum besser kennenlernen, als wenn man sie als ein Arbeitsfeld ansieht, das sich in der Schmerzbekämpfung verzehrt, aber man kann darüber leicht vergessen, daß die Befreiung von schweren Schmerzen seit jeher zu den Erfahrungen des menschlichen Lebens gehört: wir kennen ja alle die besonderen Anstrengungen und besonderen Aufgaben in der unmittelbaren Reaktion der Natur, die wir als Schmerzen erleben. Offenbar gehört es zu dem Gleichgewicht des menschlichen Lebens, schmerzhafte Zustände und deren Linderung zu durchlaufen, ohne daß dabei im allgemeinen medizinische Hilfe in Anspruch genommen werden muß. Man denke etwa an den Muskelkater, der ja keine Krankheit, sondern die natürliche Folge einer Überanstrengung ist. Man kann mit Sicherheit annehmen, daß das Aushalten und die

Erleichterung des Schmerzes von jeher auch ein Ziel menschlichen Verhaltens war. So war es fast selbstverständlich, daß die Großmütter und Mütter den Schmerz der Kinder zu erleichtern suchten, und in Wahrheit auch die schon selbständige erwachsene Generation nicht vergaßen.

Es ist aber ebenso selbstverständlich, daß diese schon seit Generationen vererbten Techniken, die Möglichkeiten der Behandlungen von Schmerzen, eine wesentliche Veränderung erfahren haben. Chronist dieser Veränderungen ist der behandelnde Arzt. Die Patienten verlangen – durch die Massenmedien angereizt – auch dort die chemische Schmerzbekämpfung, wo der Arzt sie aus guten Gründen vermeiden sollte und damit riskiert, sein Ansehen zu verlieren. Die Bekämpfung des Schmerzes wird daher im Zeitalter der Technik zu einem besonderen Problem der ärztlichen Behandlung, insbesondere dann, wo es darum geht, den Schmerz zu betäuben. Man sieht sich ohne Zweifel durch die Entwicklung der Technik und insbesondere der chemischen Wissenschaften vor ganz neue Wirkungskreise des Heilens gestellt, so daß man die natürlichen Formen der Behandlung von Schmerzen kaum noch beachtet und pflegt.

Man wird sich bei dieser Lage der Dinge nicht darüber wundern dürfen, daß man hier viel Mißbrauch findet, oder drükken wir es anders aus: daß dem natürlichen Ablauf des Heilens oft nicht mit der Geduld begegnet wird, die notwendig ist. Dabei ist es selbstverständlich (oder sollte es zumindest sein), daß neben den hochtechnologisierten Krankenhäusern und den entsprechenden Hochschulen auch die althergebrachten Heilverfahren gepflegt werden sollten. Der Vorteil derselben leuchtet ja unmittelbar ein, insofern man die natürlichen Verfahren als Unterstützung des Heilungsprozesses zu begreifen lernt. Niemand wird den Nutzen der von der Wissenschaft bereitgestellten Medikamente ernsthaft bestreiten können, die den Schmerz lindern oder vermeiden; ein natürlicher Heilungsprozeß hilft der Gesundheit zwar nicht so schnell, aber dauerhaft gut.

Ich komme auf das bewußte erste Erleben des Schmerzes zurück. Man wird sich fragen müssen, wie sich die Verständigung des erwachsenen Lebens langsam durchsetzt. Wer kennt nicht die erste Freude der Eltern angesichts des ersten gelungenen Wortes des Kindes. Was das Sprechenlernen bedeutet, dies zu ermessen ist uns erst aufgegeben; ein Übergang vom Spiel zum Triumph, eine Besitznahme von dem, was einem gehört oder an das man erste Ansprüche stellt. Es sind die Jahre der Erziehung, deren Bedeutung wir ahnen, wenn wir das Leben in der Familie und die vertraute Kinderwelt verlassen.

Freilich habe ich selbst mit 22 Jahren erfahren, was Schmerzen sein können, als ich – durch die Polio angesteckt – wochenlang mit schweren Rückgradschmerzen darniederlag. Dabei mußte ich vor allem besorgt sein, ob und inwieweit sich die Lähmungen verstärken würden, immer in dem Wissen darum, daß man gegen diese Krankheit noch gar keine Behandlung kannte und natürlich ließen sich die Schmerzen überhaupt nicht vermeiden. So habe ich im Bett meine philosophischen Studien wieder aufgenommen und in den Ruhestunden das Gesamtwerk des m.E. größten deutschen Prosadichters, Jean Paul, gelesen. Das waren wohl so an die 20 Bände. Schließlich gingen die Schmerzen zurück und es blieb nur eine Schwäche meiner Beine, die mich jahrelang hat Sport treiben lassen, insbesondere auf den Tennisplätzen, wo es ja nur kurze Strecken zu laufen gibt. Erst in meinem 75. Lebensjahr mußte ich das Tennisspielen aufgeben und in all meinen Heidelberger Jahren waren mir die schönen Waldwege im Odenwald sämtlich gut vertraut.

Jetzt freilich muß ich an Stöcken gehen und auf einem Standrad trainieren, um überhaupt noch auf meinen eigenen

Beinen gehen zu können. Wenngleich die Polio beim heutigen Stand der medizinischen Forschung kaum noch Infektionen und Komplikationen hervorruft, so bringt sie sich im Muskelschwund des hohen Alters stetig aufs neue in Erinnerung, so daß das Gehen nicht gerade schmerzfrei abläuft. Insgesamt aber muß ich sagen, daß ich die Folgen dieser schweren Erkrankung gut überstanden habe, ebenso wie andere intensive Schmerzerlebnisse. Es sind eben diese Erlebnisse, die einen für den Schmerz sensibilisieren, vor allem wenn uns dieser nicht schlafen läßt. Es ist grausam mitanzusehen, wie Patienten mit schlaflosen Nächten kämpfen und erst, wenn der Morgen graut, eine segensreiche Schlafstunde einschieben können. Dies sind Erfahrungen, die man als humpelnder Greis mit großer Selbstverständlichkeit hinzunehmen beinahe gewohnt ist. Vorraussetzung hierfür ist natürlich ein gesunder, erholsamer Schlaf.

Es ist allgemein bekannt, wie groß die Fortschritte in der chemischen Therapie inzwischen sind. Darüber sollte man jedoch nicht vergessen, daß der wahllose Gebrauch dieser Fortschritte auch Gefahren in sich birgt. Ich bin ja selber der Sohn eines chemischen Forschers und Pharmazeutikers, der in der Alkaloid-Forschung einen Namen hatte.

Es war natürlich eine große Enttäuschung für meinen Vater, daß ich als Student, anstatt mich für die Naturwissenschaften zu erwärmen, zu den – mit meinem Vater zu reden – „Schwätzprofessoren“ ging; nun, man kann auch das überstehen und Väter können am Ende nichts daran ändern. Man darf ja auch nicht vergessen, daß man sein Erbgut nicht nur von seinem Vater, sondern auch von seiner Mutter empfängt. Meine Mutter habe ich schon mit vier Jahren verloren und infolgedessen auch deren tiefe künstlerische Begeisterung wie religiöse Verbundenheit erst nachträglich, beim Lesen ihres Nachlasses kennengelernt. Mein Vater war da sehr anders, was eine kleine Episode amüsant illustrieren kann.

Mein Vater ist bereits mit 61 Jahren gestorben, was bei den damaligen Zuständen in den Laboratorien, in denen er arbeiten mußte, nicht weiter verwundern muß (er starb an einem Lungentumor). Als er am Ende in der Klinik in Marburg lag, machte er sich sehr große Sorgen um mich. Ich hatte zwar mit sehr jungen Jahren meine Promotion abgelegt, aber das war ja gewiß noch kein Beruf, und meine Habilitation war gerade erst im Gange. So schrieb mein Vater an meinen damaligen Lehrer Heidegger, ob er ihn nicht einmal in der Klinik besuchen könne. Das geschah natürlich. Heidegger kam und fragte: „Herr Geheimrat, was kann ich für Sie tun?“ – höflich, wie man das mit alten Herren macht. „Ach“, sagte mein Vater, „ich mache mir halt Sorgen um meinen Sohn, was soll denn nur aus ihm werden? Das ist doch schrecklich!“ Heidegger hat ihn dann trösten wollen und erwidert: „Aber er ist ausgezeichnet und schon mitten in der Habilitation. Er hat seine Arbeit schon eingereicht, die Habilitation läuft.“ Es gab wohl zwischen den beiden noch ein längeres Gespräch, bis mein Vater zum Abschied Heidegger fragte: „Darf ich Sie noch eines fragen, Herr Kollege: Glauben Sie eigentlich, daß die Philosophie für einen Lebensinhalt ausreicht?“ Ein Beispiel nur für die großartige Erfülltheit des Naturforschers von seinen Aufgaben.

Erst später habe ich einsehen gelernt, was hinter dieser Haltung stand. Meine Mutter ist an der Zuckerkrankheit gestorben und einige Jahre nach Ihrem Tod ist dann in der Alkaloidforschung ein Medikament gefunden worden, das die Krankheit wirksam zu behandeln vermochte. Ich glaube, meines Vaters einseitige Sicht auf meinen Lebensweg ist wesentlich dem Umstand geschuldet, daß er die Fortschritte in der Medizin, wie er sie nicht nur wahrnehmen, sondern mitinitiieren konnte, nicht mehr selbst auf seine eigene Frau anwenden konnte.

Aber ich bin ein wenig abgeschweift. Ich war dabei, die beiden Extreme einander gegenüberzustellen: den ersten Schmerzensschrei des gerade Geborenen und die Gebrechen, den ‚leisen', doch konstanten Schmerz der Altersbeschwerden. Es ist schwierig, dazwischen zu vermitteln, denn wir sind im Schmerz und können ihn nicht von uns trennen. Der Schmerz umgreift gleichsam unser Leben und fordert uns beständig neu heraus. Es ist viel, was der Schmerz verlangt. Unbedingt erforderlich ist es, den Mut nicht aufzugeben, ganz egal wie groß der Schmerz sein mag. Wer das fertigbringt, der kann die Schmerzen – es gibt im Deutschen ein wunderbares Wort dafür – ‚verwinden'. Die Sprache ist so weise, wir leben alle von der Weisheit der Sprache, wir Philosophen besonders. Verwinden, was für ein Wort! Und was ist damit gesagt? Daraus spricht sozusagen eine Meisterung der Schmerzen. Es ist fast das Verwunderlichste an unserem verwunderlichen Leben, daß man vergißt, vergessen kann, daß gerade das wertvollste langsam schwindet. Vergessenheit ist Schwäche. Hier gibt es offenbar die Möglichkeit, durch das eigene Sich-Wehren gegen den Schmerz in diesen einzugreifen, indem man sich dem ganz hingibt, was einen ganz erfüllt. Nichts läßt den Schmerz am ehesten erträglich werden als das Gefühl, es geht mir etwas auf, mir fällt etwas ein. Es gibt ja immer ein ganzes Arsenal Unerledigtes, das wir zu verwinden trachten. In diesem Sinne ist der Schmerz eine große Chance, vielleicht die größte Chance, endlich mit dem ‚fertig zu werden', was uns aufgegeben ist. Die eigentliche Dimension des Lebens wird im Schmerz erahnbar, wenn man sich nicht über*winden* läßt. Hierin sehe ich auch die größte Gefahr des technologisierten Zeitalters, daß diese Kräfte unterschätzt werden und damit auch – verständlicherweise – unsere Fähigkeiten nicht mehr zur vollen

Entwicklung gelangen. Dem steht die Freude des Gelingens, des Beherrschens und schließlich des sich wieder Gesundfühlens gegenüber. Ich kann nicht leugnen, daß diese Freude des Gelingens, des Wachseins und des Hingegebenseins, das auch im Wachsein liegt, doch wohl noch immer das beste Medikament ist, das uns die Natur an die Hand zu geben weiß.

In meinem eigenen Leben habe ich vor allem versucht, die Kräfte meines Organismus zu stärken. Dabei hatte ich das Glück, rechtzeitig einen guten Arzt zu finden, der zudem ein guter Freund war. Ich spreche von Paul Vogler, der in Berlin die dritte Professur der Charité für natürliche Heilverfahren innehatte. Zu seinen Lebzeiten war er noch eine ziemliche Ausnahmefigur. Heute – also in den Zeiten, wo die Gefahren einer alleinigen chemischen Behandlung von Krankheiten allgemein bewußt sind, - wäre er in allerbester Gesellschaft, wenn Sie mir die blumigen Worte verzeihen möchten. Vogler war durch ganz bestimmte Umstände auf seinen Weg gekommen. Anfänglich übernahm er die Leitung eines Arbeiterkrankenhauses in der Märkischen Lausitz, war aber bald mit der finanziellen Versorgungslage unzufrieden, so daß er sich schließlich in Frankfurt an der Oder niederließ und dort nach alter Familientradition naturheilkundliche Verfahren mit großem Erfolg anwandte. Durch diesen Erfolg beflügelt hat er seine Forschungen auf diesem Gebiet perfektioniert, ich verdanke ihm persönlich höchst eindrucksvolle Hilfen. So glaube ich also, daß ich für den hier beschriebenen Zusammenhang gerade auch in diesem Bereich der Medizin kein ganz Fremder bin, wenn ich diese Seite so stark betone. In der Tat, auch der Begriff der hermeneutischen Philosophie, der durch meine Arbeiten modisch geworden ist, deutet darauf: Das Wort „hermeneutisch“ kommt von dem Namen „Hermes“, der Götterbote. Was ist denn der Götterbote? Gab es je eine Botschaft des Götterboten, die Zeus ihm zu lesen aufgegeben hat? Das glaube ich nicht. Er hat ihm nie eine Botschaft gegeben. Trotzdem fährt Hermes durch die Lande und verkündet ‚seine' Botschaft. Das ist es, was das Wort ‚Hermeneutik' sagt: In dem, was ich lese, lerne, sage oder höre, ist nicht das, was es zu verkünden gilt; es gibt hier keine Präsupposition. Es geht vielleicht eher darum, die Dinge zur Sprache zu bringen, die unser Verstehen der Dinge ist, um vielleicht kraft der richtigen Konstellation, selbst noch im Besänftigen von Schmerzen und deren Einschränkungen, uns darüber zu verständigen, was wir sind.

Das ist es, was mich an den Dingen so sehr beschäftigt. Es ist so, daß die Freude des Gelingens noch immer die größte Freude des Lebens ist und daß die Chancen, die hierin für den Prozeß der Heilung bestehen, gar nicht hoch genug bewertet werden können. Natürlich sehe ich ein, daß wir ohne die chemische Industrie vielfältige Mittel und Methoden der modernen Medizin gar nicht zur Verfügung hätten und daß damit auch Unendliches gerettet wird. Aber die Lebensform zu kräftigen und kraft dieser Belebung das eigene Können und das eigene Gelingen wieder erfahrbar zu machen, das ist es doch, was auch dem Schmerz die große Frage an die eigene Lebenskraft stellt.

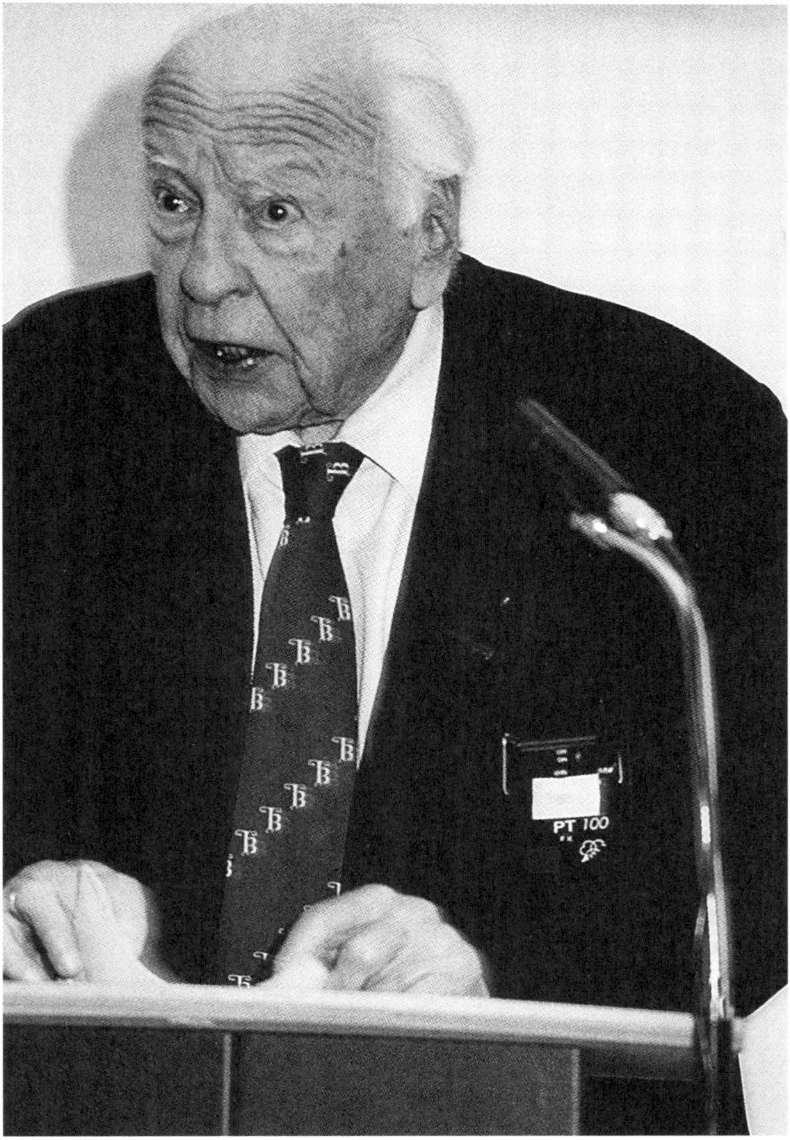
PT 100

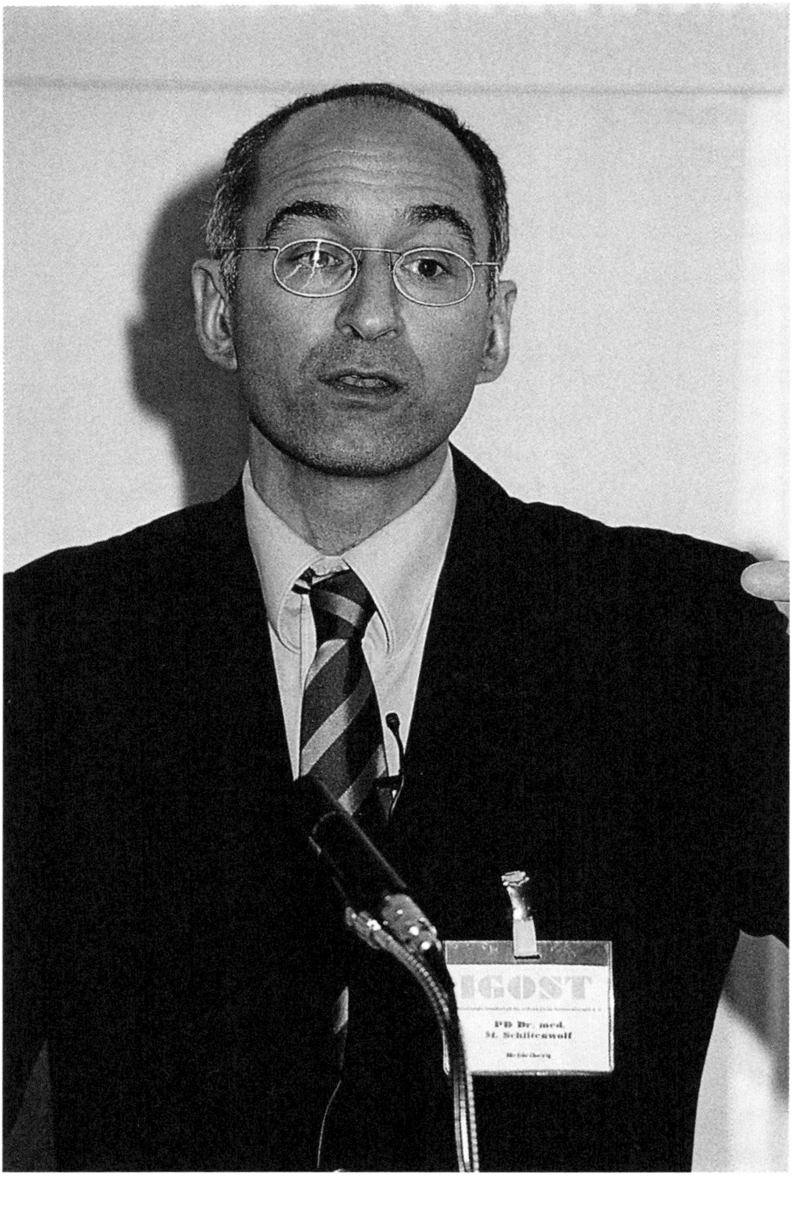
IGOST
PD Dr. med.
M. Schiltenwolf

Diskussion

Sie haben dargestellt, wie wichtig das richtige, das angemessene Gespräch ist, das heute mehr und mehr zurückgeht. Denken Sie an die vielen PCs, an die fortschreitende Computerisierung unserer Gesellschaft, die dazu führt, daß die Menschen nur noch vor den Benutzeroberflächen sitzen, vielleicht bekommen sie demnächst noch einen Katheter, um noch länger sitzen bleiben zu können. Ihre Meinung dazu: Wie wird sich das entwickeln, auch gerade im Blick auf die allgemein beobachtbare Zunahme von Rückenschmerzen?

Gadamer: Vielen Dank! Die Frage kommt mir sehr recht. Ich glaube in der Tat, daß wir schweren Zeiten entgegengehen. Der Glaube an die Informatik und die damit einhergehende Entpersönlichung dessen, wovon ich gesprochen habe, ist sicherlich nicht der Weg, der für die Beherrschung, oder sagen wir besser, für die Meisterung, die Verwindung von Schmerzen hilfreich ist. Sicherlich sind das Entwicklungen, von denen wir, wenn wir nur an das Leben glauben, auch lernen können. Ich bin fest überzeugt, daß es neue Formen des Bildungslebens im weitesten Sinn geben wird, die sich in Opposition zur Maschinenwelt zu begreifen imstande sind und daraus die nötigen Schlüsse ziehen werden.

Wenn ich Sie richtig verstehe, dann sagen Sie: der Schmerz kann auch Sinn machen, er kann auch bejaht werden. Wenn wir aber die Entwicklung der Medizin betrachten (auch hier auf diesem

Kongreß), dann sehen wir, daß tendenziell genau das Gegenteil zu verzeichnen ist. Wir sehen und hören immer wieder: Wir bekommen zu wenig Medikamente, zu wenig Opiate zum Beispiel, wir hören die Vergleiche von kg pro 100.000 Einwohner, und wir sollten uns vielleicht Dänemark als Vorbild nehmen. Im Grunde genommen verfolgen wir unverändert einen Ansatz, der genau gegenläufig ist zu dem, was Sie gesagt haben: Im Schmerz auch den Sinn zu suchen. Wir versuchen, möglichst rasch die Chronifizierung des Schmerzes zu vermeiden und finden alle möglichen Devices und Tricks, um das möglich zu machen. Also ich sehe hier eine gewisse Gegenläufigkeit.

Gadamer: Ich stimme Ihnen zu. Was Sie gesagt haben, das ist ja eben das, was ich fordere. Die Frage ist, wer die richtigere Möglichkeit ergreift und diese für sich nutzbar macht. Meiner Meinung nach kann der Umgang mit Schmerzen nicht darin bestehen, diese so schnell wie möglich vergessen zu machen, man sollte vielmehr versuchen, sich sozusagen durch die eigene Hingabe an das, was einen erfüllt, selbst dazu zu befähigen, ein erträgliches Leben zu führen.

Direkt dazu: Sie sagten sicherlich zu Recht, daß es ein großes Glück ist, wenn man den Schmerz durch eigene Kraft besiegen kann. Aber was ist mit dem Menschen, dem das nicht gelingt? Ist es nicht eine Verarmung des Menschen und des Lebens, wenn der Schmerz zum beherrschenden Thema wird und er diesen Schmerz aus eigener Kraft nicht besiegen kann? Braucht er dann nicht doch die Hilfe eines anderen, des Arztes oder vielleicht auch der Chemie?

Gadamer: Sicherlich gibt es diese Fälle. Ich bestreite ja auch gar nicht die Notwendigkeit einer solchen Medizin. Aber der Arzt ist eben mehr als nur ein kompetenter, da spezialisierter Berater im Krankheitsfall; er stärkt genau dieses, wovon ich geredet habe, daß man das Leben, das man lebt, irgendwie erfüllt. Das verdankt man gerade dem Arzt, wenn er nicht nur das Medikament abliefert.

Herr Professor, Sie überblicken 100 Jahre Zivilisation, innerhalb derer es gewaltige Veränderungen gegeben hat. Ich denke hier vor allem an das Fernsehen. Welchen Abgrund in der menschlichen Existenz muß man sich vorstellen, der es dem Menschen gestattet, bis zu drei Stunden am Tag in ein solches Medium hineinzuschauen, und ist es nicht so, daß dieses Symptom unserer Gesellschaft heute zeigt, daß die Selbstheilungs- und Umgangsmechanismen mit Schmerzen soweit degeneriert und verfremdet sind, daß Ihre Worte zwar sehr begrüßenswert, aber eben auch sehr weit weg von der Realität sind?

Gadamer: Das ist sicherlich richtig. Die größte Bedrohung der Familie ist das Fernsehen: Es bewirkt, daß die Menschen sich nicht unterhalten. Man sieht es doch jeder Geselligkeit an. Es ist nun mal so, daß wir in diesem Sinne schweren Zeiten entgegengehen, da alles dieser Verkehrsform angepaßt wird. Trotzdem glaube ich, daß das Bedürfnis nach Verständigung ebenso wie das nach freiem Sprechen gar nicht ‚überwunden' werden kann. Die Leute werden immer sagen: Das, was ich mir ausgedacht habe, das wird durch das Fernsehen ja gar nicht berührt. Es ist ein großer Unterschied, ob ich einen Menschen direkt vor mir sehe oder ob dieser durch den Bildschirm zu mir spricht. Es ist auch eine Frage der Beteiligung, der aktiven Anteilnahme am Andern. Ich glaube, wir können in diesem Punkt ganz beruhigt sein: Ich bin überzeugt und spüre es: Ja, Menschen sind doch überall Menschen und meinen doch überall das Leben, und das sollte man nie vergessen. Wir haben ungemeine Kräfte in uns, die nicht so leicht verloren gehen können; der Arzt aber hat hier eine maieutische Funktion: Er unterstützt uns im Bewußtwerden dieser Kräfte, diese Bewußtwerdung aber vollzieht sich über den Schmerz.

Wenn man die Konsequenzen aus Ihrer Auffassung zu Ursache und zur Therapie von Schmerzen zieht, dann würde das eine Revolution der Therapie chronischer Schmerzen bedeuten. Wir könnten Schmerzmittel, Spritzen und derlei Dinge vergessen. Wir müßten den Patienten eigentlich nur Mut geben, mit seiner Krankheit fertig zu werden.

Gadamer: Sie meinen, nur mit Hilfe des gesamten Organismus, aber nicht ohne jede Hilfe; nur so haben Sie mich gut verstanden.

Was Sie gesagt haben: die Entdeckung der eigenen Selbstheilungskräfte, das wird heute in der Verhaltensmedizin von den Psychologen gelehrt. Das ist ein wichtiger Inhalt der Medizin. Leider ist es noch nicht allgemein akzeptiert und noch nicht erkannt, daß der größte Teil der Behandlung von Schmerzen von den Kräften kommt, die die Menschen selbst haben. Ihre Ausführungen haben indes einen bedeutenden Vorgänger: Vor 420 Jahren hat Michel de Montaigne etwas ganz ähnliches gesagt. Aufgrund eines Steinleidens und häufig auftretenden Koliken wußte er ja gleichsam, wovon er sprach; interessant ist, daß seine philosophischen Schriften ganz stark vom Schmerz bestimmt sind, seitdem ihm in seinem vierzigsten Lebensjahr das Leiden ereilte. In seinen Essays hat er immer wieder über den Schmerz reflektiert und die Erfahrungen, die er gemacht hat, um den Schmerz zu besiegen, dort niedergeschrieben; das ganze Buch ist voll der ‚Tricks', mit denen man dem Schmerz beikom-

men kann. So heißt es auch: „Wenn du nicht deinen Schmerz besiegst, so wird er dich besiegen." Er hat nicht gesagt: „Wenn dein Arzt nicht deinen Schmerz besiegt, dann wird er dich überwältigen", nein er sprach vom „du", hat sich also an den Leser selbst gerichtet. Ich glaube, was Sie gesagt haben, ist eine sehr wichtige Lehre, und es bestärkt die Psychologen, die das jetzt wissenschaftlich begründen und auch unter die Menschen bringen wollen. Es stärkt deren Position, weil Sie es gesagt haben.

Gadamer: Ich freue mich sehr und gestehe, daß ich Montaigne sehr genau kenne. Es ist jetzt von Hans Magnus Enzensberger diese sehr schöne, neue deutsche Übersetzung erschienen, die ich auch in meinem Haus gefunden habe. Es steht auch über die unheilbare Krankheit, den Tod, Wunderbares in dem Buch. Also vielen Dank für diese Bestätigung!

Herr Professor Gadamer, stellen Sie sich vor, Sie haben fünf Jahre chronische Schmerzen und gehen zu einem Arzt. Was erwarten Sie von Ihrem Arzt in der heutigen Zeit? Wie stellen Sie sich einen optimalen Arzt vor? Was erwarten Sie von ihm?

Gadamer: Ja, natürlich. Ich erwarte vor allem erst einmal, daß ich die Kräfte meines eigenen Organismus stärken kann, welches Leiden mich auch bestimmen mag. Ich gestehe Ihnen (und habe es ja in meinem Vortrag gesagt), daß meine Überzeugungen auf diesem Gebiet sich ganz wesentlich meinem Freund, den inzwischen verstorbenen Paul Vogler aus Berlin, Lehrstuhlinhaber der Charité für natürliche Heilverfahren, verdanken. Ich bin, das möchte ich doch sagen, durch eine vernünftige Aufnahme dessen, was Vogler vertreten hat, überhaupt erst in dieses gesunde Alter gelangt. Ist das für Sie noch ein Name? Paul Vogler kennt ja heute keiner mehr! Es kommt nicht darauf an, ihn zu kennen, denn das, was er lehrte, ist ja überall erfahrbar. Früher gab es die Großmutter, welche bei den kleinsten Dingen hilfreiche Umschläge und was nicht alles verabreichte. Vogler hat mir die Dinge gleichsam geöffnet, die in mir immer schon auf ihre Öffnung warteten. Vogler selbst kam ja zu seinen Ergebnissen auf den Umwegen, die ich in meinem bescheidenen Vortrag angegeben habe. Er fing an, sich bei den Großmüttern – in Frankfurt an der Oder, wenn ich nicht irre – darüber zu informieren, wie sie diese Ansteckungen behandeln, und hat dann diese Dinge studiert und gezeigt, in welchem Grade und bei welchen Gelegenheiten und mit welchen Möglichkeiten das auch tatsächlich zum Erfolg führen kann. Es ist die Tradition oder Überlieferung, die uns das Wissen an die Hand gibt, die das, was die Menschen ganz individuell in ihrem Leben erfahren haben oder von anderen Menschen gelernt haben, an andere Menschen weiterzugeben vermag, die dann ihrerseits andere Menschen informieren.

Ich wollte noch kurz etwas fragen: Ich habe nichts gegen Kneipp, aber wie sollte ein Arzt Ihrer Meinung nach mit solchen Patienten umgehen? Könnten Sie nicht ein paar pragmatische Tips geben?

Gadamer: Vielleicht sollten wir vor allen Dingen die Menschen erziehen. Es geht doch um den Patienten, es geht nicht so sehr um den Arzt. Es ist von Ihrer Warte aus ja ganz verständlich, daß Sie so fragen, und ich habe Ihnen ja vorhin schon die Antwort gegeben. Was ich thematisiert habe, ist doch der beklagenswerte Umstand, daß der Arzt kaum mehr frei handeln kann, sondern unter dem Diktat der Großindustrie, der chemischen Pharmazeutik steht und so mehr und mehr verlernt, dem Patienten wirklich da zu fassen, wo es sinnvoll wäre: in seiner Eigenverantwortlichkeit sich und dem Leben im allgemeinen gegenüber.

Ich empfinde es als eine Wucht, was Sie uns hier sagen und vertreten. Ich habe in den letzten zehn bis fünfzehn Jahren viele, ja unzählige Schmerzpatienten behandelt. Für diese Patienten ist der Schmerz immer auch das Mittel, die Tür oder das Tor zur Welt zu schließen, und wenn man dieses Tor schließt, dann hat man auch nicht mehr die Möglichkeit, sich mit dieser Welt in einer kraftvollen Weise zu beschäftigen. Und wenn das nicht mehr möglich ist, dann kann man diese Qualitäten, die Sie uns gezeigt haben, für sein Leben nicht mehr finden.

Gadamer: Ja, das ist wohl die größte Probe, die es gibt.

Ich finde, daß hier zu arg polarisiert wird. Ich finde es ganz phantastisch, was Herr Professor Gadamer hier sagt. Aber dazu gehört wohl eine solche Persönlichkeit wie die, die er selber darstellt. Dennoch ein Einwand: Für den normalen Schmerzpatienten, das haben wir ja schmerzlich lernen müssen, gelten oft andere Kriterien. Er ist durch den Schmerz so zurückgeworfen, daß er gar nicht in der Lage ist, diese wirklich hervorragenden Qualitäten, die er vielleicht besitzt, zu entwickeln, sondern muß mit Hilfe der chemischen Industrie erst wieder so weit zu sich selbst kommen, daß er diese Fähigkeiten entwickeln kann. Ich finde es nicht so gut, so zu tun, als gäbe es entweder nur das Eine oder das Andere. Mit Hilfe der Naturheilkunde kann man vielleicht viele Medikamente einsparen, man kann die Menschen auch früher in diese Phase bringen durch alternative Verfahren. Gerade weil die Schmerztherapie aber noch in den Entwicklungsschuhen steckt, finde ich es nicht so gut, wenn man jetzt mit einem Schlag alles wieder umkippt. Der einzelne Mensch ist eben schwächer als die Beispiele, die Sie uns nennen und die von hervorragenden exemplarischen Persönlichkeiten kommen und leider nicht den Normalmenschen darstellen.

Gadamer: Ich glaube, Sie unterschätzen die Natur. Man sollte nicht vergessen, daß Medikamente einen sonst gesunden Organismus verlangen.

Sie haben in Ihrem Gespräch mit uns – nicht in Ihrer Vorlesung – gesagt, mehr gefragt: „Was ist Schmerz, ist er Warnung, ist er Mahnung?“ Was ist Schmerz für Sie?

Gadamer: Beides! Ich hoffe, eigentlich gezeigt zu haben, daß man mit sehr großen Schwierigkeiten fertig werden kann, wenn einen Anderes wirklich erfüllt. Freilich würde ich wohl kaum hier stehen, wenn ich selber ein verfehltes Leben verteidigen wollte. Nein, das lag mir sehr fern.

Herr Professor Gadamer, wir wollen Ihnen herzlich danken, daß Sie den sicherlich nicht wenig mühsamen Weg zu uns gewählt und auch gefunden haben, daß Sie mit allen diskutiert und uns zu einer wichtigen Einsicht geführt haben, nämlich daß das Ich eine ganz besondere Rolle im Ausdruck Schmerz hat. Vielen Dank.

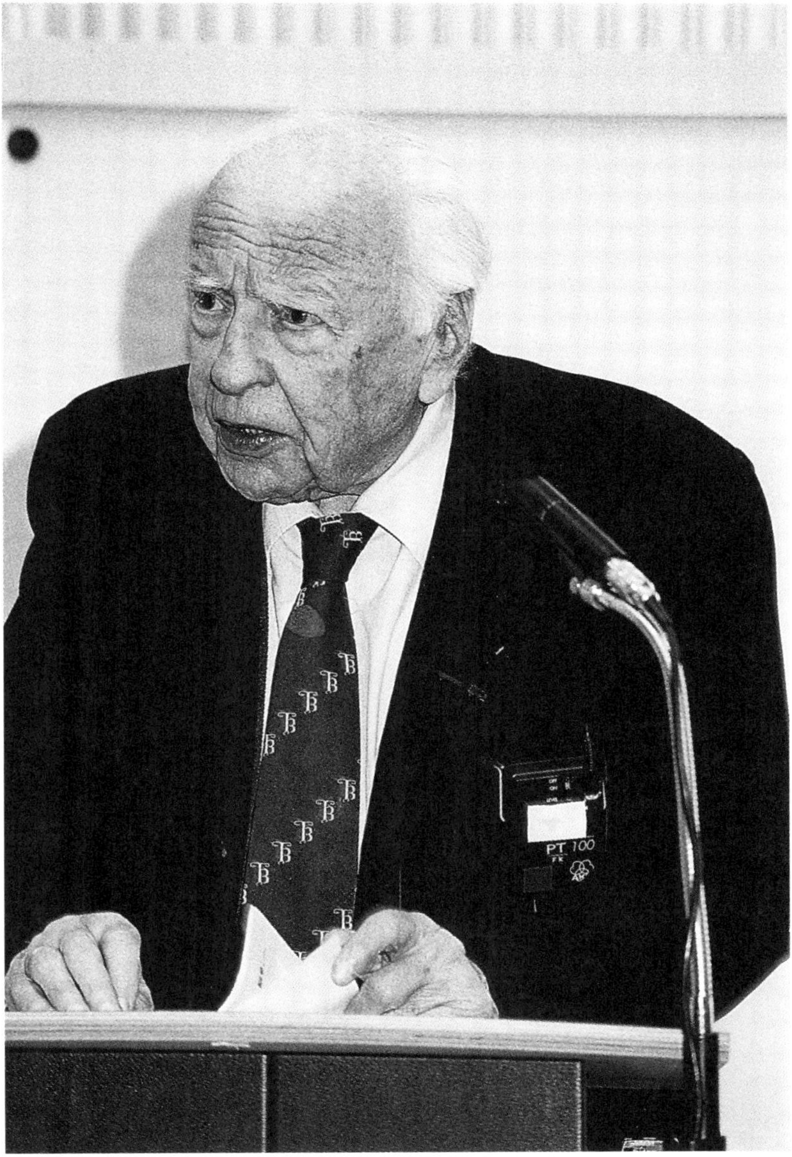
PT 100

Nachwort

„Le corps est le négligé, le >passé sous silence<“, schreibt Sartre (1943) in seinen Überlegungen über menschliche Leiberfahrung. „Der Leib ist das Übergangene, das „stillschweigend Geschehene“. Für menschliches Dasein scheint es konstitutiv, daß der Leib in der alltäglichen Existenz stumm bleibt, wir seiner vergessen können, er sich gewissermaßen darin vollendet, daß wir dank seiner uns ganz an die Welt und unsere Aufgaben darin weggeben können. Gesundheit läßt sich geradezu dadurch mitdefinieren, daß die Organe schweigen. So hat es seinen guten Grund, wenn Gadamer von der „Verborgenheit der Gesundheit“ spricht, er sogar diese Feststellung als Titel für seine gesammelten Aufsätze zum Problem der Gesundheitspflege und ärztlichen Kunst wählte (Gadamer 1993). Gesundheit ist etwas, das sich entzieht. „Sie gehört zu dem Wunder der Selbstvergessenheit“ (Gadamer 1993, S. 126), läßt sich noch am ehesten subjektiv als Wohlsein empfinden. Dieses Verborgensein eines selbstverständlichen leiblichen Dahinlebens fehlt, wenn man den Arzt aufsucht und dieser entsprechend fragt: „Na, wo fehlt's denn?“ Zuvor scheint in diesem Wohlsein „alles“ da gewesen zu sein. Krankheit erscheint nun im Gegensatz zur Gesundheit als „das, was sich aufdrängt, als das Störende, das Gefährliche, mit dem es fertig zu werden gilt (Gadamer 1993, S. 135). Und in dieser Aufdringlichkeit steht ganz vorne der „Schmerz“. Seine Funktion im Leben ist, „daß die subjektive Empfindung auf eine Störung in dem gefügten Ausgleich der Lebensbewegung hinweist, in der Gesundheit besteht“ (Gadamer 1993, S. 139).

Wie kaum ein anderes „Symptom“ fordert der Schmerz die moderne Medizin heraus. Mit dem Schmerz „gilt es fertig zu werden“. „Die Bekämpfung des Schmerzes ist eine selbstverständliche Aufgabe des Arztes“, schrieb der Chirurg Sauerbruch 1936. Niemann (1993) kommentiert diesen Satz dahingehend, daß die ärztliche Einstellung zum Schmerz weitgehend durch ein Feind- und Kampfbild bestimmt sei. Entsprechende Medikamente erscheinen so als Waffen im Kampf gegen die Erkrankung. Eine somatische Intervention setzt den Körper als „res extensa“, als vermessbaren Körper voraus. Wissenschaft mit ihrem technischen Vermögen, meint Gadamer (1993, S. 163), kann dazu verleiten, „zu glauben, man könne alles machen, so wie etwa der Chirurg sagt: ‘Das machen wir weg’“. Belehren uns andererseits nicht Krankheit und Tod über die „Grenze der Machbarkeiten“? Und erschöpft sich die Erfahrung von Schmerz in der Objektivierung als Symptom eines „Falles“, das möglichst schnell zu beseitigen ist? Wird damit aber nicht von vornherein verhindert zu erfahren, was Krankheit, die sich im Schmerz Ausdruck verschafft, für den Menschen bedeuten kann? Sicherlich - Schmerz kann qualvoll, wie eine „zehrende Lohe“ sein. Gadamer (1993, S. 100) zitiert hier u. a. den leukämiekranken Rilke, der angesichts der ihn „verzehrenden Lohe des Schmerzes“ zum Ausdruck brachte, wie der Schmerz ihn sich selbst entfremdete: „O Leben, Leben, draußen sein“. Schmerz zieht „von dem großen, weiten Außen und Draußen unserer Welterfahrung ins Innere zurück“. Schiltenwolf berichtet, daß für viele, ja unzählige Schmerzpatienten der Schmerz immer auch das Mittel ist, „die Tür oder das Tor zur Welt zu schließen“. Und ist dies einmal geschehen, „dann hat man auch nicht mehr die Möglichkeit, sich mit dieser Welt in einer kraftvollen Weise zu beschäftigen“.

Wird im Rilke-Zitat aber andererseits nicht auch eine allgemeine Wahrheit angesprochen, fragt Gadamer, wie sie uns schon von früh auf beispielsweise in der Passionsgeschichte begleitet hat, sie sich aber darüber hinaus in allen Kulturen insofern finden läßt, sobald Verinnerlichung durch Leiden und Ertragen von Schmerzen anzutreffen ist? Gibt diese „Verinnerlichung" nicht einen Wink dahingehend, daß durch ein allzu vorschnelles „Wegnehmen bzw. Wegmachen" der Krankheit ihr eigentlicher Stellenwert im humanen Leben genommen wird? Gadamer (1993, S. 102) verweist hier auf Viktor von Weizsäcker, mit dem er manches Gespräch geführt hatte, von Weizsäcker, der immer gefragt habe: „Was sagt die Krankheit dem Kranken? Nicht so sehr: Was sagt sie dem Arzt? Vielmehr, was will sie dem Kranken sagen? Kann das vielleicht sogar dem Kranken helfen, wenn er lernt, sich das zu fragen?" Von Weizsäcker gilt als Pionier der psychosomatischen Medizin.

Zentrales Anliegen der Weizsäckerschen „medizinischen Anthropologie" war es, das „Subjekt" in die moderne Medizin einzubringen. Schiltenwolf führt diese Heidelberger Tradition fort, wenn er davon spricht, daß der Patient als Subjekt erreicht, als „Mitspieler" gewonnen werden muß. Würde man im Falle einer psychosomatischen Schmerzerkrankung sofort und radikal medikamentös intervenieren, hätte der Patient wohl keine Chance mehr, die psychischen bzw. psychosozialen Probleme, die hier vielleicht ins Organische verschoben wurden, zu bearbeiten und zu lösen. Das war ja die große Entdeckung der modernen Psychotherapie, herausgefunden zu haben, daß seelische oder körperliche Symptome einen „Sinn" haben können, sie im Daseinsgang des betroffenen Menschen als ein sinnvolles Geschehen zu verstehen sind, sie in bestimmten psychosozialen Belastungen, Konflikten gründen können.

Eine der ersten Patientinnen, deren Analyse und Therapie wegweisend für die moderne Psychotherapie wurde, war eine Schmerzpatientin, Elisabeth von R. Als sie Sigmund Freud aufsuchte, klagte sie über starke Schmerzen in den Beinen, die ihr mehr und mehr das Gehen unmöglich machten. Wie war nun die Situation, als sich erstmals diese Schmerzen einstellten? Elisabeth hatte sich mit ihrer Mutter, der schwerkranken Schwester und deren Mann im Sommerurlaub befunden. Elisabeth selbst liebte ihren Schwager, ohne daß sie sich dieses aber eingestand, auch deshalb, weil sie ihrer Schwester sehr zugetan war. Dem Ausbruch der Erkrankung waren nun unmittelbar zwei Situationen vorausgegangen, die offensichtlich die Symptome auslösten. Zu einem Spaziergang, zu dritt geplant, konnte die Schwester aufgrund ihrer Erkrankung nicht mitkommen, so daß Elisabeth mit dem „geliebten“ Schwager allein war. „... Sie fand sich so sehr im Einklange mit allem, was er sagte, und der Wunsch einen Mann zu besitzen, der ihm gleiche, wurde übermächtig in ihr“. Kurz darauf stellten sich die Beschwerden ein, die sich massiv verstärkten, als sie wenige Tage später am Bett der gerade verstorbenen Schwester stand und ihr der Gedanke durch den Kopf fuhr: „Jetzt ist er frei, und du kannst seine Frau werden“. Folgender Konflikt liegt hier vor: „Es war ein erotischer Vorstellungskreis, der in Konflikt mit all ihren moralischen Vorstellungen geriet, denn die Neigung bezog sich auf ihren Schwager, und sowohl zu Lebzeiten als nach dem Tode ihrer Schwester war es ein unannehmbarer Gedanke, daß sie sich gerade nach diesem Manne sehnen sollte“. Die Symptomentstehung ist nun so zu erklären, daß „anstatt der seelischen Schmerzen (die der Konflikt in ihr auslöste und), die sie sich erspart hatte“ (die seelischen Schmerzen, wie auch der ganze Konflikt, waren zum großen Teil unbewußt geblieben), jetzt diese Schmerzen „körperlich“ auftraten. „Es wurde so eine Umwandlung („Konversion“) eingeleitet, bei der sich als Gewinn herausstellte, daß die Kranke sich einem unerträglichen psychischen Zustand entzogen hatte, allerdings auf Kosten ... eines körperlichen Leidens, der Schmerzen“, die bis zur Gehunfähigkeit führten (Freud u. Breuer 1895).

Hilfe war hier nur möglich, indem der entsprechende Hintergrund, der zu diesem Schmerzsymptom geführt hatte, er- und bearbeitet werden konnte. Mit Shakespeare ließe sich hier sagen: „Gib Worte deinem Schmerz: Gram, der nicht spricht, preßt das beladene Herz, bis daß es bricht“ (vgl. Lang 2000b). Das Gespräch, das sich hier zwischen Freud und der Patientin entwickelt hatte, hatte sich als Therapie durch die „heilbringende Kraft des Wortes“ (Gadamer 1993, S. 173) gezeigt.

Psychosomatischer Schmerz kann indessen nicht nur über den hier veranschaulichten Konversionsmechanismus entstehen, sondern auch als psychovegetatives Korrelat - bzw. Äquivalent.

Angst, ein ubiquitäres Phänomen kann in seinen vielfältigen klinischen Erscheinungsbildern zu vegetativen Spannungszuständen führen, die dann als Korrelat das klinische Bild bestimmen. Diese „Somatisierung“, die von physiologischen Vorgängen ihren Ausgang nimmt, welche den Angstaffekt begleiten, kann so weit gehen, daß im Bewußtsein des betroffenen Menschen die Angst selbst verschwindet. Wir sprechen dann nicht nur mehr von einem Angstkorrelat, sondern einem Angstäquivalent. Nicht selten lassen sich z. B. Kopfschmerzen auf dieser pathopsychologischen bzw. pathophysiologischen Basis erklären (vgl. Ahrens u. Egle 1993).

Nicht minder kann eine solche psychovegetative Schmerzstörung den depressiven Formenkreis betreffen, und hier besonders im Sinne der Affektäquivalenz, wobei das körperliche Symptom, hier der Körperschmerz, den selbst nicht oder nur kaum wahrgenommenen depressiven Affekt „vertritt“. Es läßt sich deshalb auch von einer „larvierten Depression“ sprechen (vgl.

Lang 2000a). Hier wird es für den Arzt dann notwendig sein, depressionsauslösende Faktoren auszumachen, eine Psychodynamik der „schmerzhaften" Depression zu eruieren. Phantomschmerzen lassen sich vielleicht auf diese Weise ein Stück weit verstehen. Ein Beispiel Niemanns kann den Sachverhalt veranschaulichen:

„Eine 48jährige Patientin kommt mit einem Phantomschmerz in die Schmerzambulanz, und in der Anamnese stellt sich heraus, daß neben den als typisch geschilderten Phantomschmerzen auch die Trauer über den Verlust des Beines eine Rolle zu spielen scheint. Die Patientin zeigt zunächst wenig Interesse an dieser Fragestellung und bagatellisiert die Bedeutung des Verlustes. Der Schmerztherapeut versteht dieses Hinunterspielen als Hinweis darauf, daß sich die Patientin der emotionalen Seite ihres Schmerzes noch nicht voll zuwenden kann. Er schlägt deshalb der Patientin zunächst eine medikamentöse Behandlung vor, weist aber darauf hin, daß das Verlustthema wohl noch offen sei. Durch Erfolge bei der medikamentösen Therapie und die emotionale Festigung der Arzt-Patient-Beziehung wird es der Patientin leichter, das vom Arzt immer wieder angebotene Thema aufzugreifen. So entsteht zwar vorübergehend eine Situation, in der die Patientin zwar schmerzreduziert, aber auch seelisch stark angegriffen und psychovegetativ labilisiert ist. Das Durcharbeiten der 'Trauer' ermöglicht zusammen mit der weiteren medikamentösen Therapie innerhalb von 5 Monaten (bei insgesamt 12 Arztkontakten) eine anhaltende Symptomminderung um 80% (nach der visuellen Analogskala)."

„Die eigentliche Dimension des Lebens wird im Schmerz erahnbar" - das genannte Fallbeispiel illustriert diesen Satz Gadamers, sofern es auch die existentiell-personale Seite des Schmerzerlebens aufscheinen läßt. Über das Schmerzerleben, über das „Besänftigen von Schmerzen und deren Einschränkungen“ können wir uns darüber verständigen, „was wir sind“. Wie wohl bei kaum einem anderen Phänomen, wird uns im Schmerz das Leben als unseres, unsere menschlich-endliche Subjektivität nahegebracht. Konfrontiert mit einem möglichen qualvollen und tödlichen Siechtum, schreibt der krebskranke Sigmund Freud am 19. März 1926 an den psychoanalytischen Kollegen Eitingon: „Daß man auch etwas Ungünstiges erwarten kann, einfach darum, weil es das Wahrscheinlichste ist, will niemand glauben. Machen Sie sich nun keine falschen Vorstellungen und glauben Sie nicht, daß ich deprimiert bin. Ich sehe einen Triumph darin, wenn man sein klares Urteil unter allen Umständen bewahrt.“ Das klare Urteil, das ist der Wert, dem Freud bis zuletzt anhing. Seine Antwort auf den Rat der Ärzte, Schmerz- und Beruhigungsmittel in größerem Umfang zu nehmen, weil die Schmerzen und die dadurch hervorgerufene Schlaflosigkeit seinen Zustand verschlechterten, war: „Ich will lieber in Qualen denken als nicht klar denken können“ (vgl. Lang 2000a).

Beim akuten, organisch bedingten Schmerz gilt es selbstverständlich, auf seine Wahrnehmungs- und Warnfunktion zu achten. Auch beim chronischen Schmerz kann es sich noch um eine biologisch wichtige Warnfunktion handeln, aber er kann auch schon biologisch „leerlaufen“, beispielsweise wie im genannten Patientenbeispiel mit Phantomschmerzen oder all den Beschwerden, die einmal „organisch“ begründet waren, dieser Grund aber nicht mehr gegeben ist und trotzdem Schmerzen perpetuieren. Ein integrativer Zugang, der neben der organischen auch die psychosoziale Seite berücksichtigt, ist dann unerläßlich. Wie sehr die subjektiv-psychologische Seite auch in unserer modernen Medizin das Schmerzerleben beeinflussen kann, zeigt allein schon der Plazeboeffekt (vgl. Lang u. Faller 1998). Oder denken wir an verwundete Soldaten, die selbst bei sehr schwerer Verletzung kaum über Schmerzen klagten, wenn ihre Verwundung eine Verlegung aus dem Kampfgebiet versprach (Beecher 1959). Amerikanische Soldaten des ersten Weltkriegs, die an der Alpenfront eingesetzt waren, sprachen hier entsprechend von einer „million-dollar-wound". Ein eher umgekehrter Fall kann vorliegen, wenn Patienten, wie sich in unserem Heidelberger Krebsprojekt (Seemann U. Lang 1991 a u.b) gezeigt hat, ihre Angst nicht zulassen können und statt dessen das Schmerzerleben in den Vordergrund rücken, es so aggravieren, daß Schmerz zum Angstäquivalent wird.

In diesem umfassenderen Ansatz, den Gadamer fordert, wird ebenfalls die soziale bzw. kulturelle Dimension menschlichen Schmerzerlebens miteingehen müssen. Hier werden Deutungs- und Bedeutungsschemata vorgegeben, die das Schmerzerleben des einzelnen Individuums mitgestalten und zur Schmerzverarbeitung beitragen. Schmerz als Strafe, Sühne, als Prüfung etc. waren gängige Interpretationsmuster abendländischer Kultur (vgl. Lang u. Faller 1998). Gadamers „Apologie des Schmerzes" mag irritieren, mag auch an die Stoa erinnern, doch scheint es ihm gerade nicht darum zu gehen, innerlich nicht berührt zu werden, wie das die Begriffe „Apatheia" und „Ataraxia" nahelegen. Eher hält er es hier wohl mit seinem Vorgänger auf dem Heidelberger Lehrstuhl. Im zweiten Band seiner „Philosophie", überschrieben mit „Existenzerhellung", schildert Karl Jaspers zunächst zwei mögliche Haltungen des Menschen gegenüber dem Leiden: einmal es, im Sinne der modernen Medizin, zu bekämpfen und zum anderen, ihm auszuweichen, beispielsweise es zu verleugnen. So zeigt es sich in dem schon genannten Krebsschmerzprojekt meiner alten Heidelberger Abteilung, daß Patienten krampfhaft versuchen, wahrgenommene Schmerzen einer anderen Ursache als der Krebserkrankung zuzuschreiben und es deshalb vorziehen, dem Arzt gegenüber entsprechende Schmerzen zu verschweigen, um diese Möglichkeit einer „ungefährlichen Ursachenattribution" aufrecht erhalten zu können.

Von diesen beiden Haltungen ist als dritte Möglichkeit die „Erweckung der Existenz durch Leiden" grundsätzlich zu unterscheiden: „In der Grenzsituation erst kann es das Leiden unabwendbar geben. Jetzt ergreife ich mein Leiden als das mir gewordene Teil, klage, leide wahrhaftig, verstecke es nicht vor mir selber, lebe in der Spannung des Ja-sagen-Wollens und des nie endgültig Ja-sagen-Könnens, kämpfe gegen das Leiden, es einzuschränken, es aufzuschieben, aber habe es als ein mir Fremdes doch als zu mir gehörig, und gewinne weder die Ruhe der Harmonie im passiven Dulden, noch verfalle ich der Wut im dunkeln Nichtverstehen. Jeder hat zu tragen und zu erfüllen, was ihn trifft. Niemand kann es ihm abnehmen" (Jaspers 1973).

Leiden, und das heißt in unserem Kontext Schmerz, führt in eine Grenzsituation, worin sich menschliches Dasein existentiell als endliches und verletzbares begegnet. Deshalb gilt es auch, das Leiden am Schmerz in den eigenen Lebensvollzug verstehbar einzubauen, und so kann es existenzerhellend zur Lebenssituation, zur Lebensbewältigung selbst beitragen.

Hermann Lang

Literatur

Ahrens, S., Egle U. T. (1993): *Der chronische Kopfschmerz*. In: Hoffmann, S. O., Egle, U. T. (Hg.): *Der Schmerzkranke*. Stuttgart: Schattauer.

Beecher, H. K. (1995): *Measurement of subjective responses. Quantitative effects of drugs*. NewYork: Oxford University Press

Freud, S., Breuer, J. (1895): *Studien über Hysterie*. Frankfurt am Main 1991: Fischer.

Gadamer, H.-G. (1993): *Über die Verborgenheit der Gesundheit*. Frankfurt am Main: Suhrkamp.

Lang, H. (2000a): *Strukturale Psychoanalyse*. Mit einem Geleitwort von Hans-Georg Gadamer. Frankfurt am Main: Suhrkamp.

Lang, H. (2000b): *Das Gespräch als Therapie*. Frankfurt am Main: Suhrkamp.

Jaspers, K. (1932): *Philosophie II - Existenzerhellung*. 4. Aufl. Berlin, Heidelberg, New York 1973: Springer.

Lang, H., Faller, H. (1998): *Medizinische Psychologie und Soziologie*. Berlin, Heidelberg, New York: Springer

Niemann, U. (1993): *Ethische und theologische Aspekte des Schmerzes*. In: Zenz, M., Jurna, I.: (Hg.): *Lehrbuch der Schmerztherapie*. Stuttgart: Wissenschaftliche Verlagsgesellschaft.

Sartre, J.-P. (1943): *Das Sein und das Nichts*. Hamburg 1972: Rowohlt.

Sauerbruch, F., Wenke, H.(1936): *Wesen und Bedeutung des Schmerzes*. Berlin: Springer.

Seemann, H., Lang, H. (1991a): *Coping with Cancer pain*. In: Senn, H.-J., Glaus, A. (Eds.) *Supportive Care in Cancer Patients II*. Berlin Heidelberg New York: Springer

Seemann, H., Lang, H. (1991): *Tumorschmerzen aus psychologischer Sicht: Probleme und Bewältigung*. In: Schwarz, R., Zettl, S. (Hg.): *Psychosoziale Krebsnachsorge in Deutschland. Psychosoziale Onkologie*, Bd. 1. Heidelberg: Verlag für Medizin

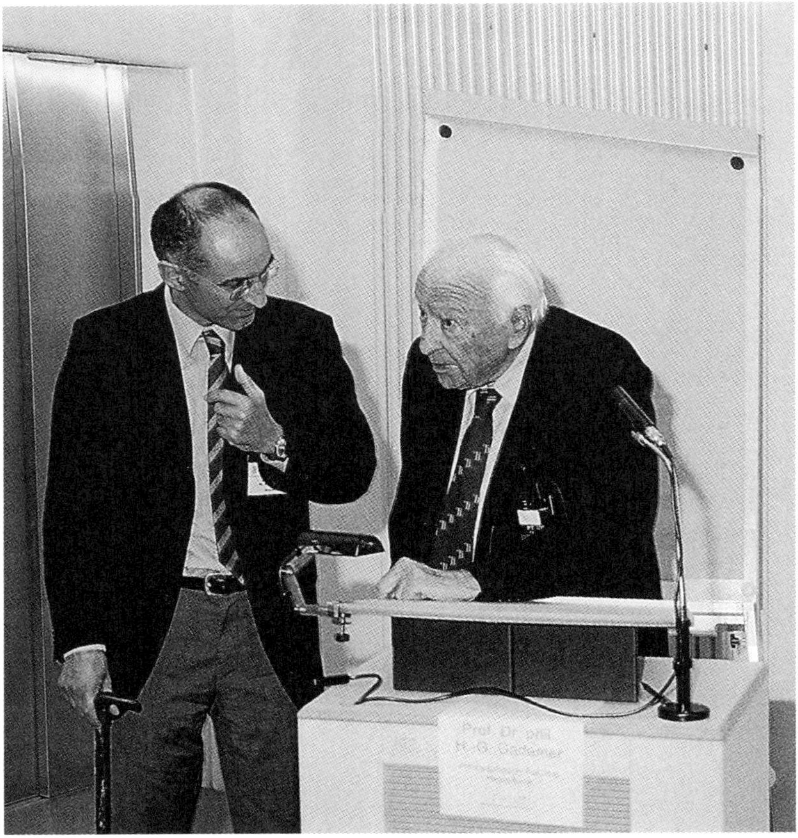
Prof. Dr. phil.
H.-G. Gadamer

UNIVERSITÄT HEIDELBERG
PHILOSOPHISCHES SEMINAR

Prof.Dr.Hans-Georg Gadamer

69117 HEIDELBERG, Schulgasse 6
Tel.: (0 62 21) 54 22 84; Fax: 54 22 78

22. Januar 2001

Sehr geehrter Herr Kollege Schiltenwolf,

inzwischen habe ich das Material meines kleinen Vortrags noch einmal überprüft und von Unnötigem gereinigt. Ich hätte jetzt ~~also~~ gegen eine Drucklegung keine Einwände mehr. Allerdings fand ich [manchmal] manche Antworten, die ich in dem Gespräch gegeben hatte, öfters besser als der jetzige Text ist. Wenn Ihnen das einleuchtet, könnten Sie ja das eine oder andere, was Ihnen als Formulierung wichtig scheint, etwa als Anmerkung und Bezugnahme auf die Diskussion, der Drucklegung hinzufügen. Ich spüre doch sehr, wie meine eigene Konzentrationskraft unter der Besiegung der Schmerzen leidet, die ich in ganz erträglicher Form, vor allem im Hüftgelenk, habe. Ich habe aber eine größere Vertiefung in die Fragestellung etwa zu dem Thema des Mißbrauchs von Drogen und auch der Irreführung durch die Reklame, nicht mehr fertiggemacht. Vielleicht begnügen Sie sich so, nachdem die erste Seite inzwischen triviale Mißverständnisse verhindern soll.

April 02

Da ich inzwischen stärker von meinen Schmerzen gepeinigt werde, habe ich meinen „neuen" Text jetzt nochmal durchgesehen. Ob Sie nicht größeren Gewinn dann hätten, wenn Sie meine Notizen nur in Ihrem eigenen Stil wählen, wenn Ihnen Zitate aus meinem Texte einleuchtet?

Ihr H G Gadamer

Anschrift der Autoren:

Prof. Dr. Marcus Schiltenwolf
Stiftung Orthopädische Universitätsklinik
Schlierbacher Landstraße 200a
69118 Heidelberg.

Prof. Dr. Dr. Hermann Lang
Institut für Psychotherapie und Medizinische Psychologie der Universität Würzburg
Klinikstr. 3
97070 Würzburg

Philosophie

Universitätsverlag
WINTER
Heidelberg

ISTVÁN M. FEHÉR (Hg.)

Kunst, Hermeneutik, Philosophie

Das Denken Hans-Georg Gadamers im Kontext des 20. Jahrhunderts

Akten des Internationalen Symposiums Budapest, 19.–22. Oktober 2000

2003. 235 Seiten, 19 Abbildungen.
(Beiträge zur Philosophie. Neue Folge)
Geb. € 39,–
ISBN 3-8253-1451-0

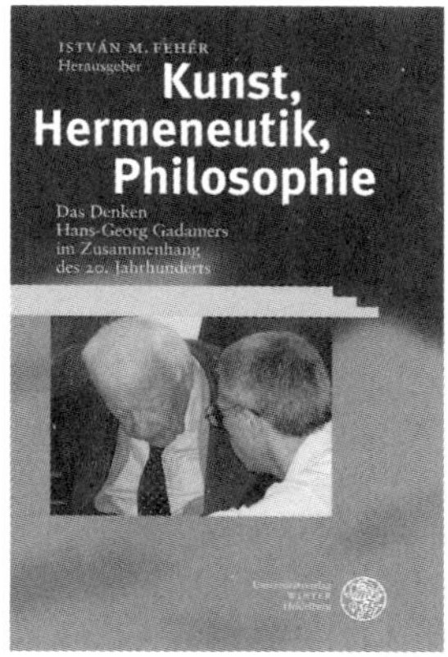

Das ausgehende 20. Jahrhundert hat auch die Landschaft der Philosophie in vielerlei Hinsicht verändert. Die Entstehung der philosophischen Hermeneutik Hans-Georg Gadamers hat dabei unser Verständnis von Tradition, Kunst und Geisteswissenschaften von Grund auf verwandelt. Die von ihr vollzogene Neuinterpretation der Philosophie hat auch auf das traditionelle Selbstverständnis der Kunst einen entscheidenden Einfluß ausgeübt. Der Band dokumentiert die Beiträge des Internationalen Symposiums, das aus Anlaß des 100. Geburtstages Gadamers im Oktober 2000 in Budapest veranstaltet wurde. Gadamer hatte vielerlei Kontakte mit Ungarn. In der Fortsetzung und Pflege der wieder angeknüpften Kontakte verstand sich das Symposium, das bestrebt war, aus Anlaß des 100. Geburtstages Gadamers eine Bilanz der wichtigsten philosophischen Entwicklungen des 20. Jahrhunderts, insbesondere im Blick auf »Kunst, Hermeneutik, Philosophie«, zu ziehen. Dem Band vorangestellt ist das im Oktober 2001 verfaßte Geleitwort Hans-Georg Gadamers.

Philosophie

Universitätsverlag
WINTER
Heidelberg

CARSTEN DUTT (Hg.)

Hermeneutik, Ästhetik, Praktische Philosophie

Hans-Georg Gadamer im Gespräch.

3. Auflage 2000. 80 Seiten, 1 Titelbild.

Kartoniert. € 13,–
ISBN 3-8253-1052-3

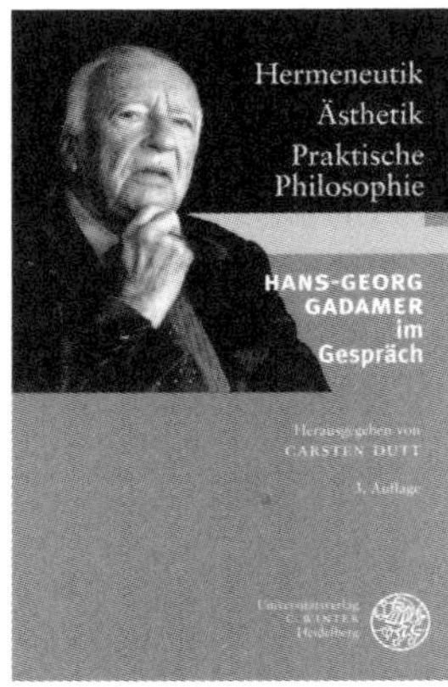

In dem vorliegenden Band blickt der 1900 geborene, große deutsche Philosoph zurück auf sein Lebenswerk. In seiner gut verständlichen Sprache erläutert er die Thesen seines philosophischen Werkes und bezieht Stellung zu den von ihm ausgelösten Diskussionen, zu den Problemen unserer Zeit und zu den philosophischen Strömungen der Gegenwart. Im Zentrum steht Gadamers Diskussion des Verstehens in den Geisteswissenschaften. Seine These von der wirkungsgeschichtlichen Bedingtheit und der Applikationsstruktur hermeneutischer Prozesse öffnet den Blick auf die reflexive Dimension unserer geisteswissenschaftlichen Unternehmungen. Die Bewahrung und Aufarbeitung der Überlieferung der Welt ist als rein antiquarische Forschung und methodische Sachbeherrschung unangemessen beschrieben. Ihr eigentlicher Ausgangspunkt und Relevanzgesichtspunkt liegt in der Frage nach uns selbst. Gadamer spricht von einem Gespräch mit der Überlieferung, in welchem ihre Interpreten immer auch zu einem neuen, einem erweiterten Selbstverständnis geführt werden.